人体健康与免疫科普丛书——历史篇

主　编　曹雪涛

副主编　柳忠辉　陈朱波

编　委（按姓氏笔画排序）

于益芝　闫东梅　朱乃硕　齐　妍　刘书逊　刘秋燕

刘星光　李　洋　李　楠　吴　砂　吴艳峰　张学军

陈朱波　杨　巍　周　洪　柳忠辉　夏　圣　顾　炎

钱　程　徐　胜　曹雪涛　崔雪玲　康九红　路丽明

U0287998

人民卫生出版社

《人体健康与免疫科普丛书》编写委员会

总 主 编　曹雪涛

副总主编　田志刚　于益芝

编　　委（按姓氏笔画排序）

于益芝	马大龙	王　辉	王小宁	王月丹	王全兴
王迎伟	王笑梅	王福生	石桂秀	田志刚	仲人前
孙　兵	杜　英	李　可	李柏青	杨安钢	吴长有
吴玉章	何　维	何　睿	沈关心	沈倍奋	张　毓
张立煌	张学光	陈丽华	郑永唐	单保恩	赵永祥
姜国胜	姚　智	栗占国	徐安龙	高　扬	高　福
唐　宏	黄　波	曹雪涛	储以微	富　宁	路丽明
熊思东	魏海明				

序

科技创新是民族进步的灵魂，是国家兴旺发达的不竭动力。创新驱动发展战略，需要全社会的积极参与，这就意味着要以全球视野、新时代特征、科学精神去激发全民参与创新发展宏伟计划，唯有全民化的科普工作，才能烘托起创新氛围，助力高素质创新队伍建设，加快中国成为世界科技强国的步伐。

免疫学是生物医学领域的前沿学科，其与影响人类生命健康的重大疾病如肿瘤、传染病、自身免疫性疾病乃至器官移植等的发生发展和防治具有密切关系，并在生物医药产业发展中具有带动性和支柱性。免疫学所取得的创新性研究成果在人类健康史上发挥了举足轻重的作用，比如被誉为人类保护神的疫苗的研制和应用挽救了亿万人的生命，天花的消灭就是免疫学成果最好的应用。近年来癌症与炎症性自身免疫疾病的抗体疗法取得了重大突破，受到了医学界与生物产业界的极大关注。

中国免疫学工作者通过近二十年来的不断努力与探索，在免疫学领域取得了一系列创新性研究成果，在国际学术杂志发表的免疫学论文数量居世界第二位，由此将中国免疫学的地位推升到世界前列，中国免疫学会也成为会员人数达全世界最大的免疫学会。由于中国免疫学的国际影响力，国际免疫学会联盟决定 2019 年将在北京召开每三年一次的国际免疫学大会。可以说中国免疫学工作者的创新性研究和工作为中国医学事业的发展作出了突出贡献。虽然免疫学与各种疾病以及人类生活息息相关，但社会大众对于免疫学这一专业科学领域中的问题还存在诸多困惑，事关免疫学的社会问题也时有发生，比如"疫苗问题""魏则西事件"等。究其原因有多种，其中之一在于免疫学知识在大众中普及的程度不够。对大众就免疫学问题答疑解惑成为我国免疫学工作者义不容辞的责任和义务。

习近平总书记在 2016 年的"科技三会"上指出，"科技创新、科学普及是实现创新发展的两翼，要把科学普及放在与科技创新同等重要的位置。没有全民科学素质普遍提高，就难以建立起宏大的高素质创新大军，难以实现科技成果快速转化。"这一重要讲话，对于在新的历史起点上推动我国科学普及事业的发展，意义十分重大。中国免疫学会在秘书长曹雪涛院士、科普专业委员会主任委员于益芝教授的带领下，积极参与免疫学科普活动，体现了他们的社会责任心和担当。他们组织了以中国免疫学会科普专业委员会为班底的专家，历经多次讨论和思考，凝练出 300 个左右大众非常关心的有关免疫学的问题，用漫画辅以专家解读的形式给予答疑解惑，同时配以"健康小贴士"的方式从免疫学专家的角度给予大众的健康生活以科学的建议。编委会将从疾病的诊断、预防、治疗以及免疫学成果等多个方面编写出系列免疫学科普丛书（共 10 本）为大众普及免疫学知识。

感谢中国免疫学工作者的辛勤劳动！希望这一套科普丛书能够为中国人民的健康事业的发展做出应有的贡献。是为序。

十一届全国人大常委会副委员长

中国药学会名誉理事长

中国工程院院士

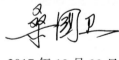

2017 年 10 月 22 日

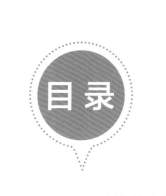

目 录

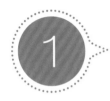

人类健康的保护神——免疫

免疫，字面意义"免"即为"免除"，"疫"即"瘟疫"——代表传染病，如流行性感冒（流感）以及禽流感（鸡瘟）等。其英文是"immunity"，源于拉丁文"immunitas"和"immunis"，最初是"豁免"的意思。在古罗马时期，用于描述豁免兵役或赋税；到了中世纪，用于描述教堂和教堂所属人员无需受当地政府管辖的特权。这个术语用在医学领域最早是在 14 世纪，用于描述某人在鼠疫（一种鼠传人的烈性传染病）流行时幸运的没有被传染。广泛使用是在 19 世纪末免疫学（immunology）真正建立之后。

实际上，在"免疫"这一术语广泛使用之前，人类就已发现了"获得性免疫现象"。古希腊历史学家修昔底德（Thucydides），在描述公元前 430 年的雅典鼠疫流行时提到，只有患鼠疫痊愈后的人才能去照顾鼠疫患者，因为他们知道患鼠疫痊愈后的人不会再感染鼠疫，拥有了针对鼠疫的免疫力。而且，我国民间在宋代就已开始利用这种方法"获得免疫能力"，如采用"人痘"的方法主动预防天花这一闻之色变的烈性传染病。从 19 世纪后期巴斯德发明预防炭疽病和狂犬病的疫苗开始，预防各种传染病的疫苗相继研制成功，人类在与传染病的长期斗争中取得了决定性的胜利。疫苗的广泛使用，尤其是儿童计划免疫，使得传染病的发病率明显下降。这是免疫学为人类健康所做出的巨大贡献。

其实，免疫保护不仅仅是针对传染病，还包括肿瘤等疾病。免疫的内涵和外延极其丰富，免疫相关疾病几乎涉及所有的临床医学学科。例如，正是得益于免疫学的发展，临床上器官移植才得以实现，并挽救了众多的生命。免疫学研究也是医学研究领域中发展最快、最热门的领域之一。

（南开大学　曹雪涛，中国免疫学会　陈朱波）

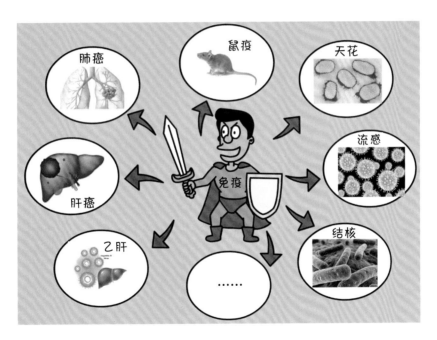

免疫守护人类健康

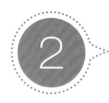

2 为什么诺贝尔奖青睐免疫学家

诺贝尔奖（The Nobel Prize）是以著名瑞典化学家"炸药大王"——阿尔弗雷德·贝恩哈德·诺贝尔（Alfred Bernhard Nobel）的姓氏命名的奖项。1833年10月诺贝尔出生于瑞典首都斯德哥尔摩，是杰出的化学家、发明家和企业家，其最著名的发明是以硝化甘油制作安全炸药。在其逝世前夕立下遗嘱，以其部分遗产作为基金，奖励那些为人类做出杰出贡献的人们。该奖项于1901年12月10日即诺贝尔逝世5周年时首次颁发，最初分设物理、化学、生理学或医学、文学及和平奖五项，现已成为相关领域的国际最高奖，不仅是对科学家的荣誉表彰，也代表国际同行对其科学贡献的认同。

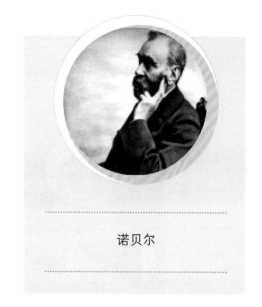

诺贝尔

迄今为止，诺贝尔生理学或医学奖共颁发108次，其中第一届就颁给了抗体发现者之一的冯·贝林（Emil Adolf Von Behring）先生，随后体液免疫和细胞免疫的开拓者保罗·埃利希（Paul Ehrlich）和埃利·梅契尼柯夫（Ilya Ilyich

Metchnikov）以及众多免疫学家相继分享了17次诺贝尔生理学或医学奖。该奖项的颁发极大地激励了免疫学家，促进了免疫学的快速发展，如补体系统的发现、免疫耐受和超敏反应的机制、单克隆抗体制备，以及肿瘤免疫治疗的应用等。

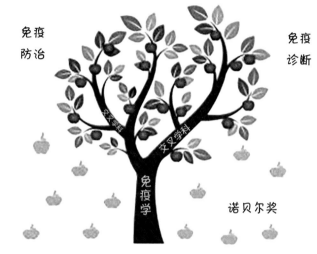

免疫防治

免疫诊断

交叉学科

交叉学科

免疫学

诺贝尔奖

免疫成果之树

医学诺贝尔奖之所以青睐免疫学家，与免疫学理论和技术的应用分不开。由于免疫学理论的快速发展，使人们认识到免疫学在医学中的重要性，相继诞生出许多交叉学科，如与基础医学相关的免疫病理学、免疫药理学、免疫生理学、免疫遗传学等；与临床医学相关的肿瘤免疫学、血液免疫学、移植免疫学、生殖免疫学等。另外，免疫技术的应用解决了科学研究和临床诊断中的特异检测问题，如罗莎琳·雅洛（Rosalyn Yalow）创建的放射免疫测定技术，不仅具有检测的高度特异性，而且解决了人类外周血中生物分子检测难题，雅洛也成为免疫学界唯一获得诺贝尔奖的女性科学家。免疫学在疾病的诊断、预防和治疗方面具有不可替代的作用，也因此造就了大量获得诺贝尔奖的杰出免疫学家。

（吉林大学　柳忠辉）

3 人痘疫苗接种预防天花——中国在疫苗接种预防疾病领域的开创性贡献

9 世纪中叶，被誉为"死神的忠实帮凶"的天花（small pox）在欧洲大陆广泛肆虐，这种由天花病毒引起的烈性传染病，初次感染者死亡率可以高达 20%~30%。患者被感染后无特效药可治，自然痊愈后常常在脸部留有大小不一的瘢痕（俗称麻子），"天花"一词也由此而来。由于人们最初对此病束手无策，为了延缓疾病蔓延，最终采取杀掉患者以及周边看护的人来解决传播问题。

此次天花蔓延至世界各地，我国也未能幸免，此时正值中国唐朝时期。到了 11 世纪，即我国宋朝时期，史料记载我国最先采用天花幸存患者的水痘疱液，给具有接触天花病毒史的未发病个体接种，以防治严重天花病的发生——即种痘术来防治天花。到了明代，我国正式发明种痘预防天花，即在正常个体接种人痘疫苗，防止未来接触天花病毒后发病。常见的方法有痘衣法，即把天花病人的衣服或涂有天花疱浆的衣服给小儿穿；旱苗法，即主要以幸存天花患者的痘痂磨粉直接吹鼻，此法最为常见；水苗法，即将痂粉混入湿棉团塞入鼻中，此法更加安全可靠。

1688 年，我国种痘法传入俄国，随后俄土战争爆发，又借此传入土耳其，

1721 年传入英国，1743 年传入德国后，欧洲开始使用人痘疫苗接种预防天花；1744 年传入日本，1763 年传入朝鲜，种痘术在亚洲各国家也开始使用。18 世纪 70 年代，英国医生爱德华·詹纳（Edward Jenner）进一步开发了牛痘疫苗，最终世界卫生组织（WHO）于 1979 年 10 月，正式宣布全世界消灭天花。因此，我国种痘技术的发明，开创了人类免疫预防之先河，为后续众多疫苗的研制，如减毒活疫苗、灭活疫苗等的发明提供了宝贵经验，是我国医学先驱为人类做出的开创性贡献。

（吉林大学　闫东梅）

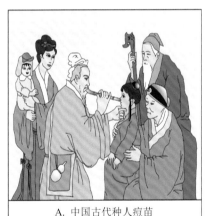 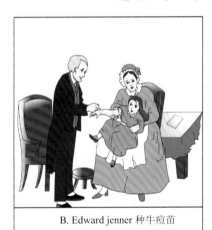

A. 中国古代种人痘苗　　　　B. Edward jenner 种牛痘苗

牛痘和人痘疫苗接种

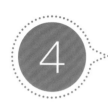

4 天花灭绝的有力武器"牛痘疫苗"——免疫预防对人类的巨大贡献

天花，曾是让人谈之色变、死亡率极高的烈性传染病之一，现如今已成为历史的记忆，天花灭绝的功劳要归功于"天花终结者"——牛痘疫苗。

早在中国明代已正式开始人痘接种预防天花，并逐渐传播到欧亚各国。在人痘接种的启发下，欧洲的医生先后发现部分感染过牛痘的人并不得天花，但当时的医生并不认为牛痘接种可以预防天花，因为确实有人感染了牛痘后再次感染天花的，而且当时的人痘接种死亡率已经很低。直到 18 世纪 70 年

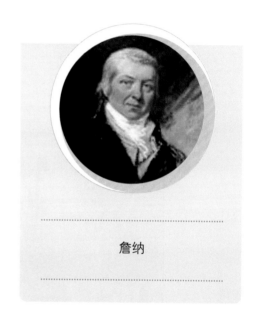

詹纳

代，英国医生爱德华·詹纳（Edward Jenner）对牛痘产生的极大兴趣，才促使牛痘疫苗诞生。詹纳发现，曾经患过牛痘的奶牛场女工只出现极轻症状而不再感染天花。他认为，可能是这些女工在患牛痘过程中获得了一种"神秘的力量"使其

免遭天花威胁。于是他开始了自己的实验检验，从患牛痘女工身上获取水痘疱浆液，注射到一个从未患过牛痘和天花的 8 岁男孩身上，该男孩只是出现短暂的不舒适感。两个月后，他又将天花患者的人痘疱浆液注射到男孩身上，该男孩并未出现天花症状。随后，詹纳又进行了多次实验验证，最终确定接种牛痘疫苗可以预防人类天花疾病。

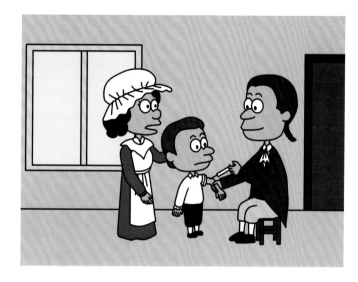

詹纳工作图

接种牛痘的方法并没有马上被使用，直到 1967 年 WHO 发起了消灭天花的运动，在世界范围内才开始广泛接种牛痘疫苗，并于 1979 年 10 月正式宣布天花在全世界被灭绝。牛痘接种关闭了天花肆虐的大门，消除了天花带来的恐慌，并使人们获得了有力的预防传染病武器——免疫疫苗，真正奠定了以后人工疫苗研究的基础和信心，是免疫预防最典型和最成功的代表。

（吉林大学　崔雪玲）

5 为什么认为巴斯德是现代免疫学鼻祖

路易·巴斯德（Louis Pasteur），1822 年生于法国多尔，是世界上最早阐明"细菌可以致病"的学者之一，其发明的"巴氏消毒法"一直沿用至今。由于其对现代免疫学的巨大贡献，巴斯德被称为现代免疫学的鼻祖。

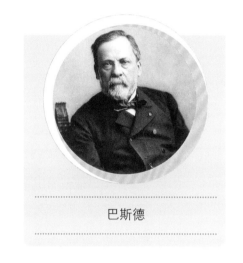

巴斯德

有趣的是，巴斯德对现代免疫学的巨大贡献竟始于一次意外失误。1878 年，巴斯德用感染霍乱弧菌的鸡的体液作为传染源给健康鸡注射，以研究霍乱弧菌传染规律。一次实验中，他的助手将本应立即注射的霍乱弧菌液放置了两周后才给鸡注射。结果这批鸡只出现了轻微感染症状，不久都痊愈了。他的助手为自己的疏忽导致"霍乱体液"失效和本次实验失败向巴斯德致歉，并立即准备了新鲜的"霍乱体液"重新实验。这次实验鸡有些是打过失效"霍乱体液"并存活下来的鸡，有些是刚收购的鸡。接下来令人大为惊讶的事发生了，打过失效"霍乱体液"的鸡一只都没发病，其他鸡则全部死亡。巴斯德以其敏锐的洞察力推论：长期放置使得体液中霍乱弧菌毒力下降，但注射毒力下降的霍乱弧菌却能够使机体获得抵御霍乱弧菌侵袭的能力。于是他用各种方法给霍乱弧菌减毒，并将这些减毒的霍乱弧菌给鸡注射，证实注射减毒的霍乱弧菌可以使鸡产生针对霍乱弧菌的免疫力。

根据同样的原理，巴斯德又成功研制出炭疽病疫苗和狂犬病疫苗。其研究发现为人类制备致病微生物疫苗、防治传染病打开了一条黄金通道，开创了现代免疫学！这个故事也告诉我们，伟大的科学发现往往隐藏于那些看似失败的实验中，要成就大业，必需勤于思考，并练就一双"透过现象看本质"的眼睛。

（同济大学　康九红　李　昂）

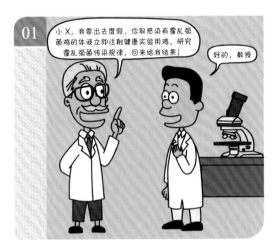

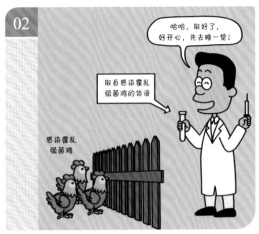

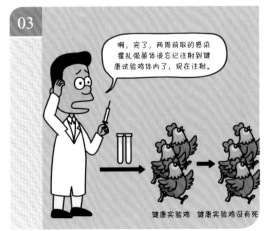

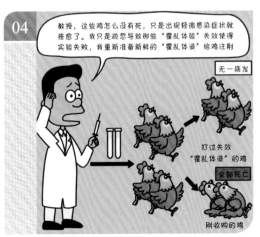

鸡霍乱疫苗的研究

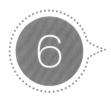

6 为什么认为莫里斯·希勒曼是 20 世纪拯救人类生命最多的医学家却没有获得诺贝尔奖

美国免疫学家莫里斯·R·希勒曼（Maurice R. Hilleman）（1919—2005）是疫苗研究领域中的巨人。也许是因为儿时险些丧命于白喉感染，希勒曼对疫苗研究有着狂热的执着。在其成就斐然的研究生涯中，他和他的团队成功研究了 40 多种人类和动物疫苗，包括流感疫苗、麻疹疫苗、腮腺炎疫苗、水痘疫苗、风疹疫苗、甲肝疫苗、乙肝疫苗和脑膜炎疫苗等。美国儿童常规接种的 14 种疫苗中有 8 种是希勒曼团队研制的。这些疫苗在美国和世界其他地方有效地控制了多种威胁人类

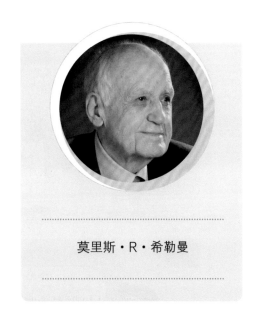

莫里斯·R·希勒曼

健康的传染病。因此希勒曼被认为是 20 世纪拯救人类生命最多的科学家。

希勒曼是第一个发现流感病毒变异呈现漂移和转变两种类型的免疫学家。漂移是抗原的量变，每年都会发生，人类有一定的抵抗力；转变是抗原的质变，实

质上是产生新的病毒亚型，人类没有抵抗力，会导致流感大流行。如 1918 年西班牙流感大流行，导致了全世界 2000 万人的死亡。1957 年亚洲流感大流行时，希勒曼的研究团队用 9 天时间分离出了病毒，证明是一种新的流感病毒亚型。希勒曼向公共卫生当局报告了其危险性，并向疫苗生产商提供了病毒样本，并坚决让养鸡人不要宰杀公鸡，让它们使 4000 万枚鸡蛋受精，用于制备新疫苗。在他的努力下，1957 年的流感大流行得以控制，避免重蹈 1918 年西班牙流感疫情的覆辙。希勒曼的疫苗研发生涯中最具争议的事件是他在研发乙肝疫苗过程中，由于美国食品和药品监督管理局（FDA）因为安全问题，没有同意他使用从乙肝患者血液中分离出来的乙肝病毒制备新疫苗进行临床试验，他私下从公司内部的中层员工中寻找自愿者参加。他的实验证明，新的疫苗乙肝预防效果高达 75%。饱经磨难的乙肝疫苗终于得到了 FDA 的认可，获得临床实验的批准。1981 年，人类历史上第一种商业化的乙肝疫苗取得上市批准。尽管这一事件有违现在医学伦理，但他们为人类健康事业的奉献精神值得敬佩！

希勒曼没有获得诺贝尔奖，因为诺贝尔奖旨在奖励基础研究上的卓越成果，而不是实际应用上的成就。但是希勒曼获得过许多其他奖项，例如 1988 年他获得了美国里根总统颁发的"国家科学奖章"，这是美国科学界的最高荣誉。

（中国免疫学会　陈朱波）

7 小实验大发现——细胞免疫学创立者埃利·梅契尼柯夫发现细胞吞噬

埃利·梅契尼柯夫（Ilya Ilyich Mechnikov）1845年5月15日出生于俄国哈尔科夫，卒于1916年7月15日，是著名的动物学家、病理学家和免疫学家，是细胞吞噬作用发现者，细胞免疫学奠基人。

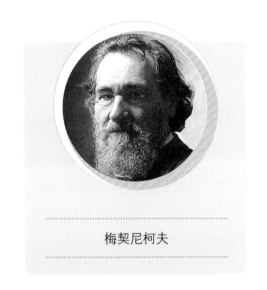

梅契尼柯夫

梅契尼柯夫从小就对自然史充满热情，中学毕业后前往哈尔科夫大学学习自然科学。由于学习刻苦，他仅用两年时间就完成了四年的大学课程。1882年前往意大利西西里岛东北部美丽的海滨小城墨西拿（Messina），从事胚胎学研究。他在研究中使用了海星幼虫，这种幼虫最初发现于斯堪的纳维亚海岸，又称羽状幼（Bipinnaria），其体透明，非常方便在显微镜下观察活体情况。在一次研究中，他意外地发现羽状幼体内存在一种可变形、可移动的小细胞，这些细胞可以"吃掉"侵入体内的异物，他将这种细胞称作"吞噬细胞"，并推测其可能是机体防御入侵者的"武器"。为了验证这一想法，他摘取了为孩子们准备的圣诞橘子树上的小刺，将小刺插入羽状幼体内。第二天一早，他惊奇地发现在小刺周围聚集了大量的小细胞。由此他联想到木刺扎入人体皮肤后引起的炎症反应和化脓现象，并推测具有血管系统的动物出现炎症反应时，很可能是血液中白细胞摄取和消化入侵细菌的过程。此后，他用一种产生针型孢子的霉菌感染水蚤，当水蚤吞噬孢子后，针型孢子很容易就穿破水蚤的肠壁潜入其机体内部，他同样观察

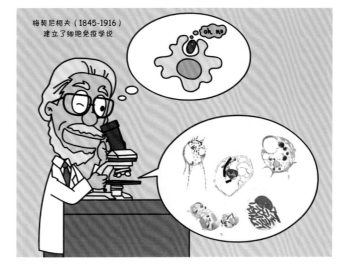

梅契尼柯夫关于小噬细胞和巨噬细胞
吞噬细菌的研究

到大量的细胞聚集在入侵者周围。1883 年，梅契尼柯夫发表了第一篇有关细胞吞噬作用论文，一个小小的海星幼虫和水蚤感染实验，成为其构思伟大的"细胞吞噬理论"的实验基础，并逐步发展为"细胞免疫"学说。

1888 年他受巴斯德的邀请，到法国巴斯德研究所继续完善细胞免疫学理论研究，并于 1908 年与保罗·埃利希（体液免疫的奠基人）分享了当年的诺贝尔生理学或医学奖。梅契尼柯夫被称作"细胞免疫学"之父，他坚信观察低等生物可以帮助理解高等动物细胞防御机制。这一由小及大，由简到繁的研究也是现今模式生物研究方式，其开创性研究无疑为一百多年来细胞免疫学研究奠定了坚实的基础。

（天津医科大学 张学军）

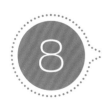

8 为什么说埃利希是体液免疫学之父

保罗·埃利希（Paul Ehrlich）1854 年生于德国西里西亚斯特雷伦（今波兰斯切林）的一个犹太家庭，著名的免疫学家，因其在体液免疫学方面的卓越贡献而荣获 1908 年诺贝尔奖。

体液免疫是指由 B 淋巴细胞（B 细胞）及其产生的抗体在体内介导的免疫反应，如狂犬病毒疫苗（抗原）接种后，B 细胞被活化，进而产生具有中和病毒作用的抗狂犬病毒保护性抗体。因抗体主要存在于人或动物体液中，因此也称体液免疫。但是，抗体分子是如何产生的？为什么具有保护作用？当时的人们并不清楚。埃利希在实验中分别利用蓖麻毒素和相思豆毒素作为外源性毒素（抗原）注射动物，发现注射蓖麻毒素的动物所产生的抗蓖麻毒素抗体只能中和蓖麻毒素的毒性，而对相思豆毒素没有作用。由此，埃利希提出：毒素（抗原）和抗毒素（抗体）之间是通过类似"钥匙"与"锁"的特异性结合而使毒素失去毒性的；如果不能结合，则抗毒素不能中和毒素的毒性。这个实验确定了现代免疫学中的一个核心科学问题，即

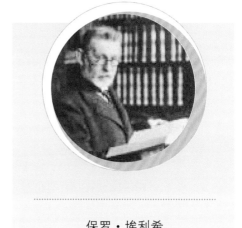

保罗·埃利希

抗原和抗体之间的"特异"结合特性。

为了进一步阐述抗毒素在体内是如何产生的这一科学问题，1897 年埃利希进一步提出了抗体产生侧链学说，即抗体由白细胞产生，白细胞表面有很多侧链分子，抗原物质可与这些相应侧链分子特异性结合（即"钥匙"—"锁"结合模式），继而诱导细胞上更多的侧链分子产生；这些侧链分子从细胞上脱落后，形成抗毒素进入血循环。该学说首次从理论上解释了体液免疫反应中抗体产生的机制。正是由于以上体液免疫学研究的杰出科学成就，埃利希与细胞免疫奠基人埃利·梅契尼柯夫共同分享了 1908 年的诺贝尔生理学或医学奖。

（江苏大学　夏圣）

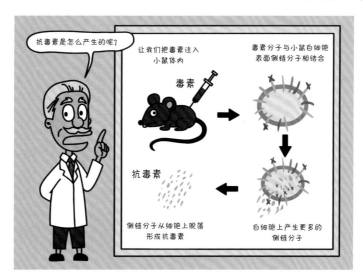

抗体产生的侧链学说模式图

9 为什么说细胞免疫学理论和体液免疫学理论的竞争极大地推动了免疫学发展

1896 年英国著名医学家约瑟夫·李斯特（Joseph Lister）在英国医学会大会演讲时提到，如果病理学历史上有一个浪漫的篇章，毫无疑问肯定是与免疫学相关的那个。李斯特所指的便是医学历史上著名的两次争论，这两次相关的争论牵涉了当时大多数的病理学家、细菌学家和免疫学家，长达几十年，双方争论之激烈在今天的科学界是看不到的，也是难以想象的。第一个争论的焦点是炎症反应的本质——炎症对人体是好还是坏；第二个争论是免疫学历史上最著名的细胞免疫理论和体液免疫理论之争。

两个阵营的界线相当清楚。从概念上来看，细胞免疫学家认为免疫依赖巨噬细胞吞噬清除病原体；体液免疫学家认为只有体液中的抗体才能"抓住"并且摧毁入侵的病原体。从地理位置上来看，细胞免疫学家主要是法国人，以巴黎的巴斯德研究所的梅契尼柯夫（Metchnikoff）为中心；体液免疫学家主要是德国人，中心是科赫研究所，代表人物是埃利希（Ehrlich）。

在那激情的年代，每当相关的实验现象出现，或者新机制、新微生物、新的疾病被发现，争论的双方都会从中选择相关的证据以证明自己的理论，反驳对方的理论。有时候，当一个学科出现了两个相对的激烈争论的理论时，这个学科反而会发展的极为迅速。因为，争论的双方都能够在与对方的争论过程中受到启发，双方都会竞争性地开展研究，寻找支持自己的观点或者反驳对方观点的证据。

1908 年的诺贝尔生理学或医学奖同时颁给了梅契尼柯夫和埃利希，以表彰他们在免疫学上所做的贡献。现在我们已经清楚，细胞免疫和体液免疫是免疫学相互关联和依存的最重要组成部分。

（中国免疫学会　陈朱波）

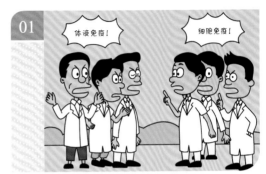
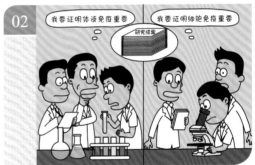
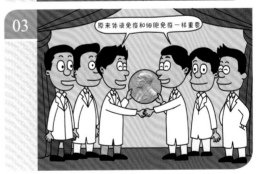

免疫学历史上细胞免疫理论
和体液免疫理论之争

10 诞生 8 项诺贝尔奖成果的神奇免疫分子——抗体

19 世纪末 20 世纪初，抗体的存在和作用曾是免疫学史上两大学派——细胞免疫学派和体液免疫学派长期争论的焦点。然而，让人无法想象的是围绕抗体分子居然产生了多达 8 项的诺贝尔奖，获奖科学家达 11 人次。

19 世纪末，分属细胞免疫学派和体液免疫学派的学者都试图证明自己的理论有多么的重要。1888 年拥有美英双重国籍的学者乔治·纳托尔发现，正常动物的血清对某些微生物具有天然的毒性作用（现已知这是血清中的抗体和补体共同作用的结果）。这个实验结果很快引起了众多研究者的关注和重视。1890 年，冯·贝林和北里柴三郎发现机体针对白喉和破伤风的免疫力是由体液中的一种分子所介导的。此后不久，又证明了被动回输白喉免疫血清能够保护从未免疫过的正常机体抵御白喉的侵袭。冯·贝林也因这一发现获 1901 年首届诺贝尔生理学或医学奖。

体液免疫学派领头人保罗·埃利希在其 1891 年发表的文章《免疫力的实验研究》中，首次将免疫血清中发挥作用的物质称为抗体（antibody）。保罗·埃利希受冯·贝林等学者工作的启发，也在 1897 年提出了抗体与抗原相互关系的侧链学说，并因此于 1908 年获得诺贝尔奖。此后，科学家们对抗体的研究不断深入，一系列围绕抗体而产生的科学成果也不断出现。比如，英国科学家罗德尼·波特和美国科学家杰拉尔德·埃德尔对于抗体结构的研究、美国科学家罗莎琳·雅洛研发的放射性免疫检测技术、英国科学家恺撒·米尔斯坦和德国科学家乔治斯·科勒研发的单克隆抗体技术、日本科学家利根川进提出的抗体多样性机制等，均获得诺贝尔奖。另有两项诺贝尔奖与抗体也有非常密切的关系。抗体也因此成为诞生最多诺贝尔奖的神奇分子。

（海军军医大学　于益芝）

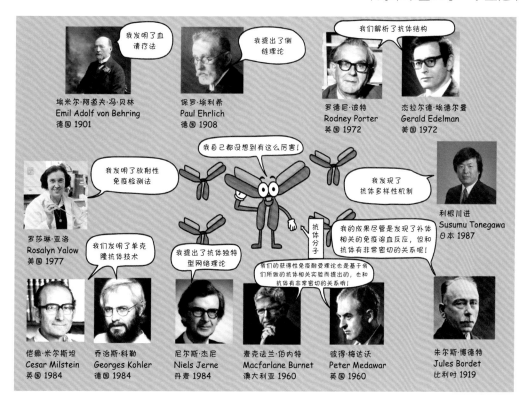

11 位获诺贝尔奖科学家

11 获得诺贝尔生理学或医学奖的女性免疫学家

罗莎琳·萨斯曼·雅洛（Rosalyn Sussman Yalow），1921 年 7 月 9 日出生于美国纽约的犹太人家庭，2011 年 5 月 30 日去世，是著名的医学核物理学家，因发明放射免疫分析技术（Radioimmunoassay，RIA）而成为第 6 位荣获诺贝尔奖的杰出女性。

雅洛从小就聪明、勤奋，17 岁时她阅读了《居里夫人传》，从此立志以居里夫人作为榜样，在其取得伊利诺斯大学博士学位后，开始致力于核物理应用研究。当时已经确定糖尿病是由于胰岛素缺乏所致疾病，牛胰岛

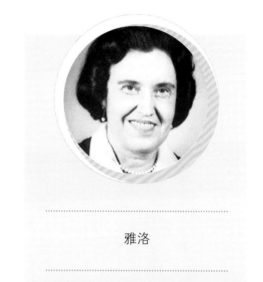

雅洛

素也广泛应用于临床糖尿病治疗，但科学家们发现部分患者对胰岛素治疗并不敏感。雅洛与她的同事所罗门·博森（Solomon Berson）想要探讨这些胰岛素进入患者体内后发生了什么，于是将胰岛素用放射性同位素碘（^{125}I）标记后注射入患者体内，通过检测患者尿液中的 ^{125}I 放射性，发现 ^{125}I 标记的胰岛素在糖尿病患者

体内存留时间比普通人更长。随着研究的深入，发现这种差异主要是由于部分患者注射牛胰岛素后诱导机体产生了抗胰岛素抗体，该抗体与胰岛素结合后可使其半衰期延长，且不能有效发挥生物学作用。这一重要发现不但使人们意识到研发人胰岛素的重要性，而且也成为雅洛开发放射免疫分析技术的坚实基础。在放射免疫分析技术之前，人们很难检测到体液内毫微克/毫升以下浓度的生物分子。而雅洛与博森利用胰岛素抗体可以特异结合胰岛素这一原理，采用放射性碘标记胰岛素（抗原）和未标记胰岛素（待测物）共同与定量胰岛素抗体竞争性结合，再将与抗体结合的放射性碘标记胰岛素（抗原抗体复合物）和游离的放射性碘标记胰岛素（未结合型）进行分离，从而确定未标记待测胰岛素的量，最终建立起可用于检测体液内特异微量分子的放射免疫分析技术。

雅洛凭借放射免疫分析技术的建立，获 1977 年诺贝尔生理学或医学奖，她的成就也鼓舞了许多女性献身于科研探索领域中。如今，放射免疫分析技术已成为检测微量分子的代表技术，广泛应用于医学和科学研究等领域。

（吉林大学　齐妍）

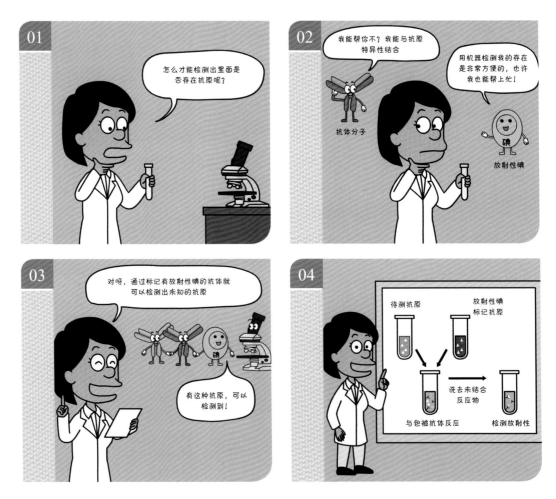

放射免疫测定示意图

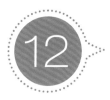

12 免疫学家朱尔斯·博德特是怎样发现补体 并获得诺贝尔奖的

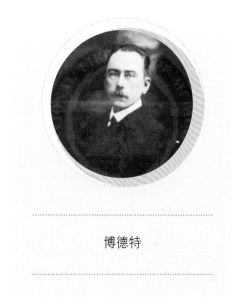

博德特

19 世纪末，体液免疫通过抗体直接抵御外源性细菌感染为医学界公认，当时这一主流观点似乎是不可动摇的。直到著名免疫学家朱尔斯·博德特（Jules Bordet）通过实验发现血清中"补体"物质的存在和作用，才进一步拓展了人们对抗体杀伤细菌过程的认识。有意思的是，博德特对免疫学这一巨大的贡献源于一次实验偶然和巧合。

1870 年博德特生于比利时苏瓦尼，1892 年在布鲁塞尔完成医学学业后，1894 年赴法国巴黎，于知名的巴斯德研究所工作。一天，他在进行霍乱弧菌抗血清相关实验时，无意中加热了新鲜免疫血清（过了段时间才发现的），他当时并没有在意，继续用加热的血清进行实验，结果发现这种加热处理后的血清竟然丧失了杀灭细菌的能力。思维严谨的他并没有放过这一看似偶然的现象，而是就此进行了科学细致的探索研究，经过反复验证，最终他发现只有新鲜的霍乱免疫血清具有杀菌作用，而将血清加热 55～60℃，持续 30 分钟，可使其丧失杀菌能力。因为抗体对热并不敏感，至此他推论新鲜免疫血清中存在除抗体之外的另一类成分，它与溶菌作用有关，且对热不稳定，存在于正常血清中，为非特异性成分，这种不同于抗体的血清物质就像是战士的长矛，没有了它的辅助似乎"抗体"这一血清内的"杀菌战士"并不能正常工作；它具有溶菌或溶细胞作用，但这种作用必须有抗体存在才能实现，并将这种物质命名为"补体"（complement），意为"补充抗体发挥溶细胞作用的物质"。

抗体就像体内的"病菌侦察员"，当它们与抗原结合时，并不直接清除它们，而是通过补体这一强大的"长矛"杀死它们。1919 年，因其在补体方面的贡献，获诺贝尔生理学或医学奖。博德特发现补体的故事告诉我们，在日常生活和科研中，不要轻易放过任何一个看似偶然的现象，可能真理就蕴藏在这些看似微不足道的现象中！

（上海交通大学　路丽明）

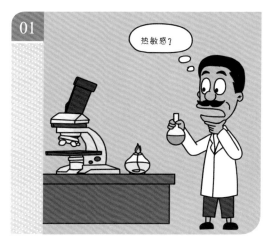
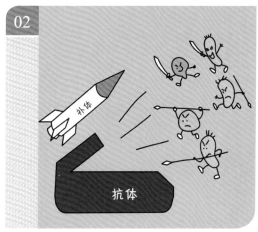
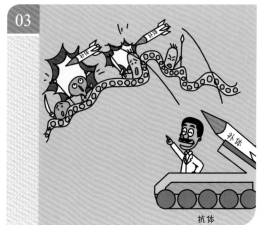
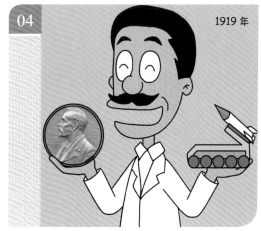

补体的发现

 为什么首届诺贝尔奖授予抗体发现者之一的冯·贝林

白喉（diphtheria）是由白喉杆菌所引起的一种急性呼吸道传染病，历史上曾是威胁儿童健康的主要杀手之一。19世纪初，欧洲每年大约5万儿童死于此病。

1889年，埃米尔·阿道夫·冯·贝林（Emil Adolf von Behring）受罗伯特·科赫邀请进入柏林传染病研究所，从事白喉杆菌相关研究。贝林最初希望通过给活体动物消毒来消灭白喉杆菌，然而收效甚微，因此不得不寻求其他方式。他与同事北里柴三郎（Shibasaburo Kitasato）一起将白喉和破伤风杆

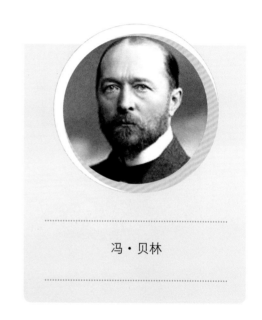

冯·贝林

菌培养基用甲醛处理后获得类毒素（只具有原物质的抗原性而丧失原毒性的物质），分别将两种类毒素注入动物体内后，发现这些动物的血清既可以使未感染动物免于患病，还可以治愈被白喉和破伤风杆菌感染的动物，这就是著名的血清

疗法的由来。当时他们推测类毒素免疫后的动物血清中存在一种物质，可以中和毒素、治疗疾病，并将这种物质称为"抗毒素"，就是我们今天熟知的抗体。

1891年，贝林首次用羊来源的白喉抗毒素血清治愈了一名白喉患儿，次年贝林又与制药公司联合研发，并于1893年成功批量生产出白喉疫苗。从此，长久以来一直危害儿童健康的白喉取得预防性控制。1901年，抗体发现者之一的贝林，因为其进一步的"血清（抗体）疗法"的杰出贡献，荣获首届诺贝尔生理学或医学奖。

（吉林大学　齐妍）

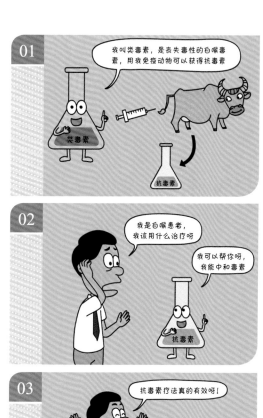

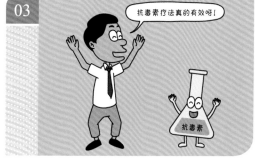

血清疗法

14 — 抗击世纪传染病结核的卡介苗是怎样研制出来的

结核病是由结核分枝杆菌感染引起的慢性传染病，该细菌主要侵害人体肺部而引发肺结核，俗称"痨病"。肺结核患者通常表现为持续低热、咳嗽、咯血、胸痛和呼吸困难等症状，目前仍是世界上最常见的传染病之一，其预防主要依赖卡介苗。

1882 年 3 月 24 日，世界细菌学奠基人和开拓者德国医学家罗伯特·科赫（Robert Koch）于德国柏林生理学会上宣布成功分离培养出结核杆菌，确定其是引发结核病的病原菌，并于 1890 年成功分离出结核杆菌的菌

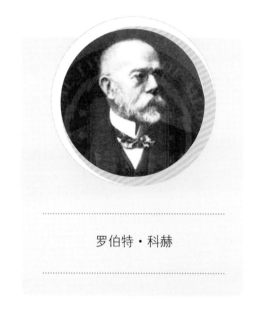

罗伯特·科赫

体成分——结核菌素，并提出用结核菌素治疗结核病。因其在结核杆菌方面的研究，获得 1905 年度诺贝尔生理学或医学奖。然而，结核菌素巨大的毒性作用限制了其临床应用。直至 20 世纪初，两位法国细菌学家利昂·卡默特（Leon Calmette）和卡米尔·介兰（Camile Guerin）偶然经过玉米地时，发现引种了十几代退化生长的矮小玉米，从中得到启发——不断传代培养的结核杆菌是否也可降低其毒性。经过 13 年的努力，230 多次实验，在 1921 年终于成功培育出弱毒性的结核杆菌，并尝试将其注入婴儿体内用于防治结核病，由此诞生了卡介苗（BCG，名称取自 Calmette 与 Guerin 首字母缩写）。

　　卡介苗的发现挽救了超过 40 亿儿童。我国卫生防疫部门规定，小儿出生后 24 小时之内在上臂接种的第一个疫苗就是卡介苗。为了纪念 1882 年科赫对结核病病原菌的发现，1995 年底世界卫生组织（WHO）将每年 3 月 24 日定为世界防治结核病日。

（吉林大学　杨巍）

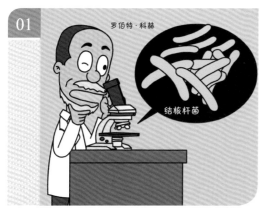

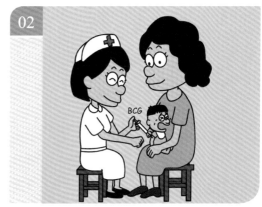

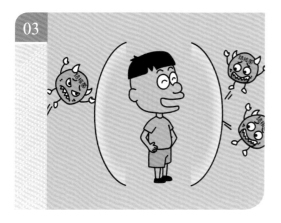

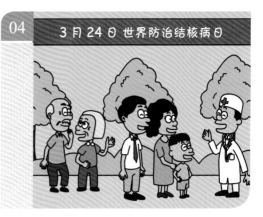

婴儿接种卡介苗

15 为什么说发现 ABO 血型抗原的兰德斯坦纳
是人类历史上最伟大的医学家之一

卡尔·兰德斯坦纳（Karl Landsteiner）是美籍奥地利裔著名医学家，他于 1868 年生于奥地利首都维也纳，先在维也纳工作，后到美国洛克菲勒大学医学院，并于 1929 年加入美国国籍。

兰德斯坦纳是典型的实验医学家，他在血型方面的许多出色研究都是实验和创新性思考的结晶。1900 年在维也纳病理研究所工作的兰德斯坦纳，观察到不同人的血清和红细胞相互作用时偶有凝集现象出现。为了阐述这一现象发生的原因，他将自己和 5 个同

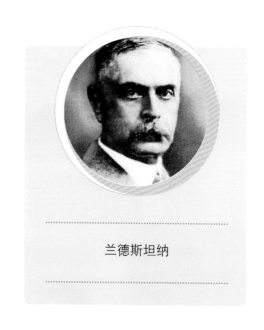

兰德斯坦纳

事的红细胞与血清分离，再进行交叉混合反应实验，从而发现人红细胞上存在两种不同的物质（A 和 B），并表现出三种血型（A 型、B 型和没有 A 与 B 的 O 型），两年后又发现第四种血型，即 AB 型。不同血型的血液混合在一起会出现凝

集等现象，倘若发生在人体内，就可能致人死亡。但是，当时的医学界，包括兰德斯坦纳本人都没有认识到该发现在医学上的重要性。直到第一次世界大战中大量战伤人员对治疗性输血的迫切需求，最终使得医学界真正认识到了人 ABO 血型的临床应用价值。1927 年，国际会议确定统一采用兰德斯坦纳定义的人类血型名称，即 ABO 血型。

1940 年，兰德斯坦纳与维纳一起在研究恒河猴血液时发现了人类 Rh（rhesus monkey blood）血型。Rh 血型不合的输血同样可危及患者的生命，而且若母子间 Rh 血型不合，有可能发生胎死宫内、早产或新生儿溶血症。我国汉族人中 Rh 阳性者约占 99.6%，Rh 阴性者仅为 0.2%～0.5%，故 Rh 阴性者因稀少又称"熊猫血"。鉴于兰德斯坦纳在 ABO 血型和 Rh 血型方面的开创性研究，拯救了无数人的生命，2001 年在南非约翰内斯堡举办的第八届自愿无偿献血者招募国际大会上，将兰德斯坦纳的生日，即每年 6 月 14 日定为"世界献血者日"。以纪念他在人类血型研究中做出的突出贡献，兰德斯坦纳也因此被称为是人类历史上最伟大的医学家之一。

（江苏大学　夏圣）

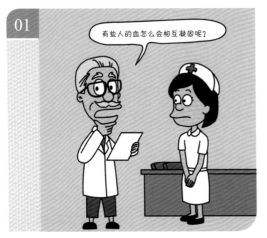
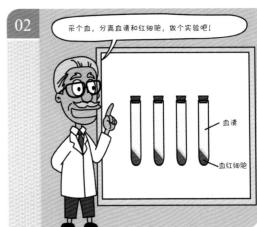
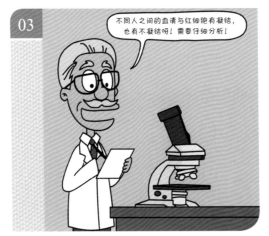
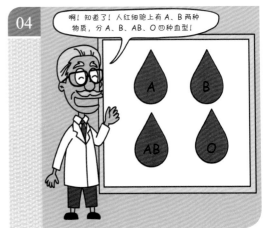

兰德斯坦纳确定红细胞血型实验

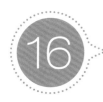

16 法国著名学者查尔斯·罗伯特·里歇是如何发现过敏反应的

过敏是人类二次接触相同抗原后，因免疫应答所致的免疫性疾病，如青霉素过敏性休克、花粉过敏性鼻炎、哮喘、湿疹以及食物过敏等过敏性疾病，已经逐渐为公众所熟识。过敏性疾病已是继肿瘤、心血管疾病之后的第三大常见病，现已成为一个世界性的公共卫生问题。

过敏的形式变化多端，人类对过敏反应的认识也不过百余年光景。其发现者查尔斯·罗伯特·里歇（Charles Robert Richet）（1850—1935），是法国著名生理学及病理学家。19世纪末，科学家们对免疫已经有了初步的认识，当机体初次接触病原体后，机体会对其产生免疫应答；当再次接触病原体时，机体会迅速、强力的消灭病原体，人们借此来研究开发疫苗。1902年里歇发现了不同的反应现象。在其研

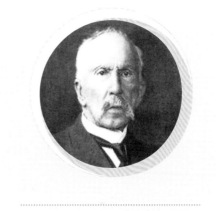

罗伯特·里歇

究海葵毒液时发现，将含海葵毒液的甘油溶液初次注射到狗体内后，一般要经过 3～4 天才能引起狗的中毒与死亡，而且有些狗并不中毒；但若在几周之后给这些幸存的狗再次注射极小量毒液时（仅为首次量的 1／20），狗会立即出现极其严重的反应并死亡。他称这一现象为抗原引起的过敏反应，认为导致过敏反应的物质是一种血液中的化学物质。这一现象的发现，证明了过敏反应属于免疫应答。里歇的发现首次告诉人们免疫也是一把双刃剑，失控的免疫应答不但无法保护机体本身，反而会导致疾病。

随后，过敏反应引起了医学界的极大重视，查尔斯·罗伯特·里歇也因此获 1913 年诺贝尔生理学或医学奖。近年来，为了提高公众对过敏性疾病的认知和重视，世界变态反应组织和世界卫生组织将每年的 7 月 8 日定为"世界过敏性疾病日"。

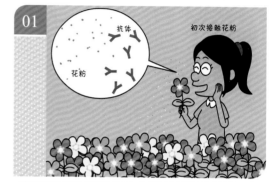

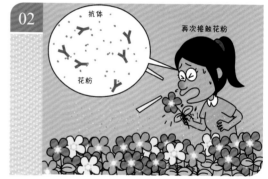

花粉症

（哈尔滨医科大学 李洋）

17 雷·欧文是如何通过双生牛嵌合体发现免疫耐受现象的

科学研究中现象的发现十分重要。嵌合体（chimera）是动物学一种极为罕见的特殊现象，指不同遗传性状嵌合或混杂表现的个体。嵌合体这个名字来源于希腊神话中一种狮头、羊身、蛇尾的吐火兽——喀迈拉（Chimaera）。因此，从名字来源就不难理解，嵌合体就是集多种个体的特征于一身。

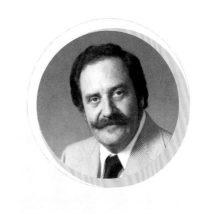

雷·欧文

1945 年，美国科学家雷·欧文（Ray Owen）在国际顶级杂志《Science》上报道了他的发现：异卵孪生小牛（双生牛嵌合体，暂且叫它们牛大和牛二）几乎总是拥有两种不同表型的红细胞，即牛大有自己的红细胞，也有牛二的红细胞；牛二也是如此。雷·欧文指出，在母体内，牛大和牛二之间可以互相交换血液（即胎儿循环的吻合），也就是说牛大和牛二之间是你中有我，我中有你。因此，出生后的牛大和牛二之间可以互相输血甚至器官移植，并且不会产生免疫排斥，即产生了免疫耐受。这是人类首次发现天然免疫耐受现象。

这一发现开创了现代移植免疫和器官移植领域，为涉及诱导免疫耐受和早期组织移植的研究铺平了道路。在欧文这一重要发现的基础上，澳大利亚免疫学家弗兰克·伯内特（Macfarlane Burnet）于 1949 年提出了在胚胎期给动物注射抗原，该动物不能产生抗体，而是对该抗原获得了耐受性，即获得性免疫耐受假说，该假说在 1953 年为英国科学家彼得·梅达沃（Peter Medawar）等的实验所证实。伯内特和梅达沃两人分享了 1960 年的诺贝尔生理学或医学奖。科学研究就是这样，经历从现象的发现，到假说的提出，再对假说进行验证并形成理论乃至推广应用的艰难历程。

（海军军医大学　吴艳峰）

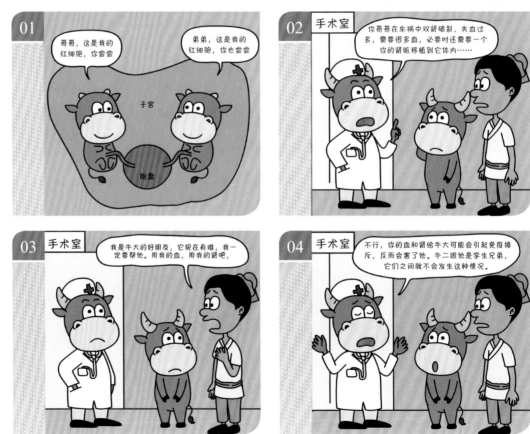

雷·欧文发现免疫耐受现象

获得性免疫耐受理论是如何提出并进行验证的

健康人群的免疫系统可以正确识别并杀死外来的病原微生物，但不会攻击自身的组织器官。那么，为什么正常免疫系统对自身组织不产生免疫反应？"获得性免疫耐受"的发现为这个问题提供了答案。

20 世纪 40 年代，澳大利亚免疫学家伯内特（Frank M. Burnet）在其《抗体的产生》一书中首次提到了免疫系统的自体（self）抗原和异体（non-self）抗原的概念，并进一步提出假说，认为在胚胎发育过程中，免疫细胞还不成熟，此时遇到抗原不会产生免疫反应，反而将其认为"自体抗原"，并产生免疫耐受，这就是著名的"获得性免疫耐受"理论的雏形。随后，在 1953 年英国免疫学家梅达沃（Peter B. Medawar）设计了巧妙的实验对伯内特提出的假说进行了验证，他向怀孕灰毛小鼠子宫的胎膜腔内注射白毛小鼠的体细胞混合物，在灰毛子代小鼠出生后，再将白毛小鼠的皮肤移植到灰毛子代小鼠上，发现其能正常存活。这一结果证明，免疫系统可以诱导产生对异体物质的免疫耐受。因此，伯内特和梅达沃共享了 1960 年的诺贝尔生理学或医学奖。

除了梅达沃外，免疫学家比林汉姆（Rupert E. Billingham）和布伦特（Leslie Brent）在 1959 年也用幼鼠进行了相类似实验。实验结果显示，把黑毛小鼠脾脏细胞输送给新生白毛幼鼠后，再给新生白毛幼鼠移植黑毛小鼠的皮肤，皮肤也能成功存活。美国免疫学家瑞吉（John Paul Ridge）等在 1996 年所发表的一篇回顾性论文中误把 1959 年那篇论文当作梅达沃于 1953 年所发表的论文进行引用，从而导致之后一些免疫学教科书上的论述错误。但无论是胚胎鼠还是幼鼠的异体细胞输送均可诱导免疫耐受的产生，充分证明了伯内特的"获得性免疫耐受"理论。

（海军军医大学　刘星光）

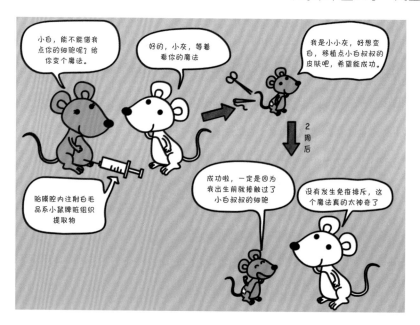

免疫耐受

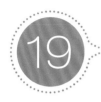

19 › 伯内特是因为哪项成果获诺贝尔奖的

澳大利亚学者弗兰克·伯内特（Frank M. Burnet）（1899~1985）是免疫学历史上最伟大的科学家之一，他在病毒学和免疫学领域有诸多贡献。他曾在1960年获得诺贝尔奖，但是对于他因为哪项成果而获奖，即使免疫学领域的研究人员也经常搞混。

伯内特受到雷·欧文所发现的双生牛嵌合体现象的启示，提出了著名的获得性免疫耐受学说，这一学说的核心解释了免疫系统只攻击外来入侵的病原微生物等"敌人"和自己体内突变的细胞等"坏分子"，却为什么不会攻击自身的正常组织细胞的生理现象，而且这种功能是机体免疫细胞在发育成长过程中后天获得的。因这个理论推动了器官和组织移植技术的发展，伯内特和验证这个理论的梅达沃共同分享了1960年诺贝尔生理或医学奖。

但伯内特本人却认为，他的另一项成果也应该获得诺贝尔奖，这就是抗体产生的"克隆选择"学说。伯内特是受到丹麦免疫学家尼尔斯·杰恩（Niels Jerne）的"自然选择"

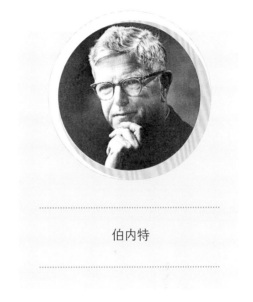

伯内特

学说启发而提出这个学说（杰恩后来曾因提出抗体独特型网络学说获得诺奖）。"克隆选择"学说的内涵是：一种抗原"只让"表达能够识别它的抗体的那个淋巴细胞发生克隆扩增。这个学说解释了适应性免疫应答的抗原特异性，也为胸腺选择等理论以及对人类贡献最大的免疫学技术——单克隆抗体技术的创立奠定了理论基础。这一理论已成为免疫学的中心理论。

伯内特善于对前人所发现的科学现象等进行总结凝练，进而提出具有重大意义的假说或理论。其实，伯内特的主要科学实践是在微生物方面，他主管澳大利亚霍尔研究所的时期被称为"病毒学的黄金时代"。伯内特在40岁以后才转向免疫学，早年的病毒学研究经历使其拥有科学家最为珍贵的品质——善于思考，帮助他在进入免疫学领域后提出了以上重大理论。鉴于伯内特的卓越贡献，澳大利亚在他逝世后为他举行了国葬。

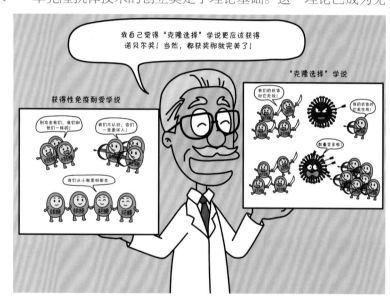

伯内特的科学贡献

（海军军医大学　刘书逊）

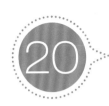

免疫学工作者还取得过哪些诺贝尔奖级别的重大成果

在免疫学研究领域，除了已经获得的 17 次诺贝尔奖成果，2018 年诺贝尔生理学或医学奖授予美国免疫学家艾利森（James Allison）和日本免疫学家本庶佑，以表彰他们在癌症疗法以及免疫负调控的抑制领域所作出的贡献。以免疫检查点阻断剂为代表的肿瘤免疫疗法于 2013 年被《Science》杂志评为年度十大科技突破之首。目前几个免疫检查点明星分子——CTLA-4、PD-1 及其配体 PD-L1，分别由艾利森、本庶佑以及华裔科学家陈列平（当时在美国梅奥医学中心工作）独立发现。这些免疫检查点分子充当了抗肿瘤免疫反应中的"刹车"，使肿瘤细胞免于 T 淋巴细胞的攻击。阻断这些分子就相当于松掉了"刹车"，让肿瘤细胞无还手之力，为癌症治疗开创了全新的免疫治疗思路。

此外，还有许多重大发现对免疫学发展也具有举足轻重的影响。

一是调节性 T 细胞的发现及功能研究。机体是否可以借免疫细胞来实现免疫耐受呢？1996 年，日本大阪大学的坂口志文发现了调节性 T 细胞（regulatory T cells，Treg），随后美国康奈尔大学 – 洛克菲勒大学 –Memorial Sloan Ketering 癌症中心的鲁坚斯基和美国国立卫生研究院（NIH）及美国国立过敏及传染病研究所（NIAID）的舍瓦赫证实了 Treg 对于保持机体免疫耐受起着不可或缺的作用，其功能缺失能够引起多种免疫紊乱疾病的发生。Treg 的发现对免疫耐受理论进行了有力的补充。

二是 T 细胞抗原受体（T cell receptors，TCR）的发现。20 世纪 80 年代以前，人们并不知道 T 细胞到底靠什么识别抗原。1984 年，麦德华（多伦多大学）和戴维斯（斯坦福大学）分别采用不同策略分离鉴定人和小鼠 T 细胞抗原受体 TCR 的 β 链基因，随后对 TCR 结构、特性和功能的研究揭示了 TCR 是 T 细胞精确识别和清除"异己"、保护"自身"的关键。TCR 的发现直接推动了 T 细胞分子生物学以及后来的肿瘤免疫治疗的迅猛发展。

（海军军医大学　李楠）

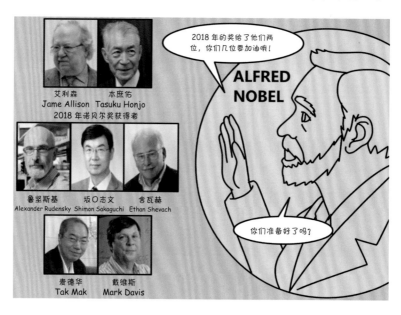

部分重大免疫成就的发现者

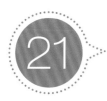

21 为我国医学事业发展做出突出贡献的老一辈免疫学家

　　我国近代免疫学研究可以追溯到 20 世纪 30 年代，在中国免疫学近百年发展中，众多的免疫学家做出了巨大贡献。此处仅举一例，前中国医学科学院院长顾方舟教授从前苏联留学回国后，于 1960 年和 1962 年先后研制成功脊髓灰质炎减毒活疫苗以及脊髓灰质炎减毒糖丸活疫苗，为我国消灭脊髓灰质炎疾病作出了杰出的贡献。

　　脊髓灰质炎又称小儿麻痹症，严重者可造成患儿瘫痪乃至死亡。1955 年曾在国内暴发，仅江苏南通就有 1680 人突然瘫痪，大多为儿童，466 人死亡，随后迅速蔓延，一时间，全国闻之恐慌。1957 年，顾方舟教授调查了国内几个地区脊髓灰白质炎患者的粪便标本，并用病原学和血清学方法证明了 Ⅰ 型为主的脊灰流行。1960 年研制成功脊髓灰质炎减毒活疫苗，冒着瘫痪的危险，顾教授喝下一小瓶疫苗溶液。一周过去后，他的生命体征平稳，没有出现任何异常。然而，成人本身就对脊灰病毒具有一定的免疫力，必须证明该疫苗对小孩也安全才行。他咬了咬牙，做出了一个惊人的决定：拿自己刚满月的儿子做试验！在他的感召下，同事们也纷纷给自己的孩子服用了疫苗。测试期慢慢过去了，疫苗被证明是安全的！此后，为了方便疫苗保存、运送和推广，经过一年多的研究测试，顾教授等又成功研制出于世闻名的脊灰糖丸疫苗。这让脊髓灰质炎疫苗能够迅速运送至祖国的每一个角落，包括偏远农村，从此脊髓灰质炎发病率明显下降。2000 年，"中国消灭脊髓灰质炎证实报告签字仪式"在卫生部举行，已经 74 岁的顾方舟作为代表签下了自己的名字。这位为脊髓灰质炎防治工作奉献了一生的老人，得到了全国人民的尊重和赞美。

　　在老一辈免疫学家奠定的基础上，在他们无私精神感召下，越来越多人从事免疫学研究。近年来，我国免疫学基础与临床研究受到了国际同行的高度关注，在国际免疫学领域的著名杂志上发表论文越来越多，多次在中国召开的国际免疫学会议的学术影响力也越来越大。2013 年《细胞》出版社在 Immunity 杂志刊出专辑，从多个角度专题介绍了我国的免疫学研究。在 2013 年 8 月意大利举办的国际免疫学大会上，中国获得国际免疫学会联合会第 17 届（2019 年）国际免疫学大会承办权。这些进展彰显出中国免疫学在国际免疫学界已拥有相应的地位和影响力。

（海军军医大学　徐胜）

刘思职 教授（1904-1983）用化学定量方法研究抗原抗体的沉淀反应，开创了我国免疫化学的研究

谢少文 教授（1903-1995）建立了立克次体扩增体系和免疫学检测方法，发展了灭活立克次体疫苗的制备

顾方舟教授研制成功脊髓灰质炎减毒活疫苗以及脊髓灰质炎减毒糖丸活疫苗

侯云德 院士在国内首先研制成功临床级人白细胞干扰素

张乃峥教授在全国最先建立了风湿性疾病门诊，1979年在协和医院首次成立了"风湿病科"

张友会教授创建了有自己特色的巨噬细胞研究体系

董志伟教授推动了我国抗肿瘤单抗的制备与应用工作

孙宗棠教授建立了火箭电泳法检测甲胎蛋白，应用于早期癌的检测

曾毅院士在EBV与鼻咽癌发生发展的关系，以及肿瘤病毒的抗体反应基础与临床方面做出了开创性工作

龙振州教授于1992年召开了全国免疫学教学研讨会并于1995年主编了全国医科院校《医学免疫学》统编教材

巴德年院士于1986年在国内开展了第一个细胞免疫治疗临床试验

陈慰峰院士建立了胸腺T细胞分化发育实验室，推动我国基础免疫学研究的开展

沈倍奋院士在CD抗原的单抗与白血病免疫分型等方面做出了开创性工作

吴安然 教授（1922-2005）"中国免疫学会筹委会"主委专家，我国首任IUIS执行委员

杨贵贞教授，神经内分泌免疫调节以及中药免疫，创办了《中国免疫学杂志》

郑武飞教授于1989年5月编写出版了我国第一本医学院校本科生《医学免疫学》教材

余㵑教授（1903-1988）于1933年提出了过敏介导的风湿热发病学说

林飞卿教授（1904-1998）研究了细菌感染的免疫学应答反应

汤钊猷教授通过甲胎蛋白筛查出来的早期肝癌，提出了"小肝癌"防治的概念

叶天星教授（1915-1999）编写我国第一本全面系统介绍免疫学现代理论与方法的《免疫学理论与实践》

闻玉梅院士在HBV免疫学与乙肝疫苗研制等方面做出了开创性工作

我国的老一辈免疫学家

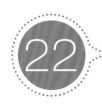

22 免疫学家是如何发现 MHC 限制性的

20 世纪中叶，科学家们发现组织移植后的排斥反应是由主要组织相容性复合体（major histocompatibility complex，MHC）决定的，MHC 是指染色体上的一组基因，其编码的蛋白分子（抗原）可以引起移植排斥反应。但是，MHC 在生物体内究竟如何发挥其生物学作用，却一直困扰着免疫学家。

20 世纪 70 年代，两位年轻学者，瑞士的罗夫·辛克纳吉（Rolf M Zinkernagel）和澳大利亚的彼得·杜赫提（Peter C Doherty），在研究淋巴细胞脉络丛脑膜炎病

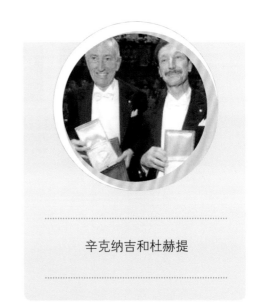

辛克纳吉和杜赫提

毒（lymphocytic choriomeningitis virus，LCMV）活化细胞毒性 T 细胞（cytotoxic T lymphocytes，CTLs）时，他们首先给不同品系小鼠（类似人类非亲缘关系的个体）注射 LCMV 使小鼠感染病毒，诱导小鼠产生能杀伤 LCMV 感染细胞的特异

性 CTLs。随后，他们将 LCMV 免疫的小鼠特异性 CTLs 与感染了 LCMV 病毒的成纤维细胞共培养。让他们感到惊奇的是，与成纤维细胞 MHC 相同的小鼠 CTLs 可以有效地杀伤成纤维细胞，而 MHC 不同的小鼠 CTLs 几乎不能杀伤成纤维细胞。

　　基于以上研究，他们提出 T 细胞表达的抗原受体可同时识别来自自身细胞的 MHC 分子，以及与自身 MHC 分子结合的病毒抗原复合物，而这种识别是免疫应答完成的基础，也就是 T 细胞识别抗原的 MHC 限制性。罗夫·辛克纳吉和彼得·杜赫两人也因为 MHC 限制性理论的提出，分享了 1996 年诺贝尔生理学或医学奖。

（南京医科大学　周洪）

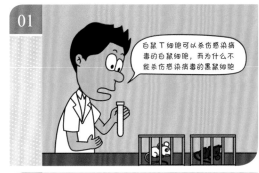

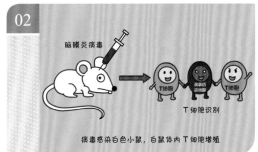

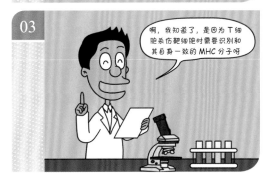

用于 MHC 研究的小鼠脾脏细胞
与感染病毒 L929 细胞共培养

23 为什么单克隆抗体技术是迄今为止对人类贡献最大的免疫学技术

要回答这个问题，需先了解一下什么是单克隆抗体？哺乳动物体内有一类免疫细胞被称为B淋巴细胞（B细胞），每种B细胞在活化后可以分泌一种被称为抗体的分子，这些分子主要存在于血清中。如果人和动物机体受到外来病原微生物如病毒、细菌等的侵犯，或注射疫苗，就会刺激机体B细胞分泌相应的抗体，由于B细胞种类较多，所以产生的抗体种类也很多，因此，存在于血清中的抗体也叫多克隆抗体。

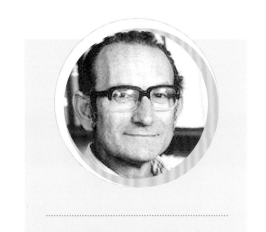

恺撒·米尔斯坦

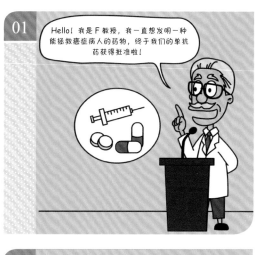
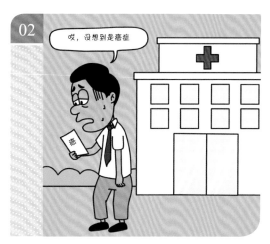
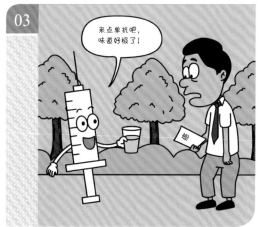
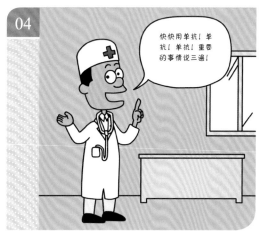

单克隆抗体用于治疗

其中每一种抗体分子只可以与某一种特定的病原体结合，参与杀伤和消灭相应的病原体，它可是一个值得开发的高精尖武器啊！可是怎么生产呢？把血液中能产生抗体的淋巴细胞取出来在体外培养几天就死了，怎么办呢？于是英国科学家恺撒·米尔斯坦（Cesar Milstein）和德国科学家乔治斯·科勒（Georges Kohler）想到了肿瘤细胞不是长生不老吗？要是用肿瘤细胞来帮忙，让淋巴细胞不死为我们生产抗体该多好，于是在1975年他们把B淋巴细胞与骨髓瘤细胞融合起来，

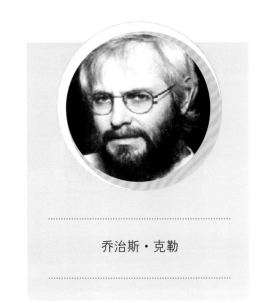

乔治斯·克勒

形成了杂合细胞，称作杂交瘤细胞。这种细胞有两个特点，既能够分泌高纯度的抗体分子又具有无限分裂增殖能力。由于是来自单个B细胞扩增产生的抗体，所以就叫单克隆抗体。米尔斯坦和科勒也因首创了生产单克隆抗体的方法，而在1984年被授予诺贝尔生理学或医学奖。

目前人类已经开发出成千上万种单克隆抗体，用于高度精准的医学诊断和治疗，例如早孕检测试剂盒——人绒毛膜促性腺激素（hCG）检测，血型检测——如ABO血型鉴定；雷莫芦单抗（Ramucirumab）作为抗肿瘤药物用于胃癌二线治

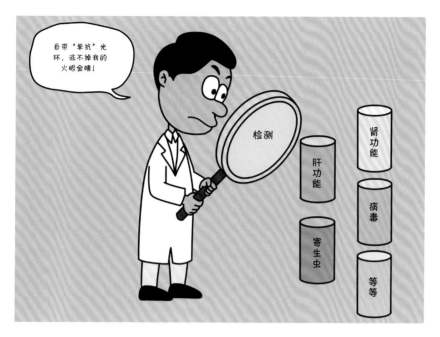

单克隆抗体用于检测

疗等。因此单克隆抗体技术在医学和生命科学领域里具有不可替代的作用，而且为临床诊断和治疗带来巨大福利。

（复旦大学　朱乃硕　李　雪）

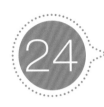

24 固有免疫应答模式识别理论的奠基人——查尔斯·詹尼威

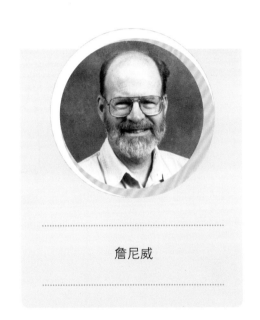

詹尼威

查尔斯·詹尼威（Charles A. Janeway, Jr）是著名的免疫学家，1943年2月5日出生在马萨诸塞州韦斯顿的一个医学世家，1977年进入耶鲁大学医学院从事免疫学研究，2003年4月12日因脑瘤去世。詹尼威主要从事T细胞免疫研究，其一生最伟大成就却是固有免疫应答的模式识别理论，这其中蕴含着许多惊人的免疫学发现和鲜为人知的故事。

众所周知，免疫应答可分为固有的（innate）和获得性（adaptive）免疫应答，不论是固有还是获得性免疫应答都具有特异"识别"非己能力。但作为机体抵御病原入侵的第一道防线的固有免疫细胞，又是如何第一时间"慧眼"识别"非己"抗原异物？则是困扰免疫学家近百年的科学问题。面对这些现象与问题，詹尼威在 1989 年冷泉港定量生物学研讨会上提出了"模式识别受体"（pattern recognition receptor，PRR）假说。其核心内容是，他认为病原微生物上存在相对保守分子，这些分子在宿主体内不存在，但却可以协同刺激宿主免疫应答，并将这些分子命名为病原相关分子模式（pathogen-associated molecular pattern，PAMP），尽管在

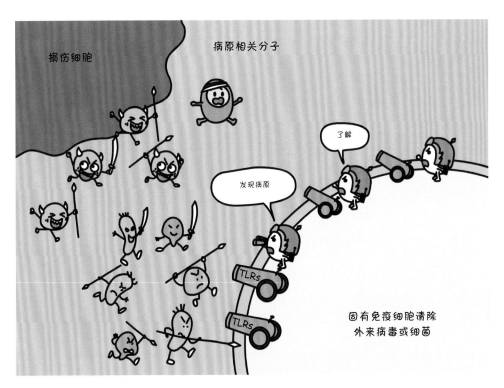

模式识别受体和固有免疫细胞

当时还不清楚具体是哪些分子结构。另外，他大胆地设想对 PAMP 的识别是由机体固有免疫细胞的受体介导的，这类受体在进化上也极度保守，能在第一时间识别和结合病原微生物，将其命名为 PRR。这一假说精巧地解释了免疫学的基本问题，更令人称奇地是，他所提出的理论后来都被实验证明是正确的，这是现代生物学历史中，理论和概念成功预测实验结果的一个经典范例。

模式识别理论为后人指明了固有免疫研究的方向。1998 年朱尔斯·霍夫曼（Jules A. Hoffmann）发现了果蝇中的 Toll 基因在抗真菌天然免疫中的关键作用，布鲁斯·比尤特勒（Bruce A. Beutler）随后发现小鼠 TLR4 是细菌脂多糖受体，并在宿主抗细菌感染中发挥关键作用。霍夫曼与比尤特勒以及另外一位免疫学家拉尔夫·斯坦曼，共同分享了 2011 年的诺贝尔生理学或医学奖。由于詹尼威前瞻性的理论贡献，他在免疫学界被视作当代免疫学最有影响力的先驱者之一，固有免疫应答模式识别理论的奠基人。

（天津医科大学 张学军）

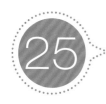

25 为什么有了模式识别理论，法国女科学家 波莉·马青格还要提出危险信号学说

20 世纪 90 年代，美国学者查尔斯·詹尼威（Charles A. Janeway, Jr）在前人经典免疫系统"自我/非我"区分理论的基础之上，提出机体固有免疫系统能够利用一类存在于免疫细胞表面或者细胞内的特殊结构，即模式识别受体（PRR）来识别病原体信号（即 PAMP），进而启动机体的天然免疫应答。这一概念初步回答了免疫细胞精准识别外来病原微生物的机制，掀起了固有免疫研究的高潮。

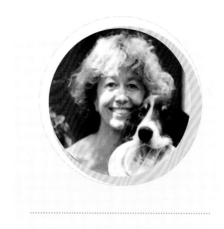

波莉·马青格

但是，该理论主要强调识别病原体感染是启动免疫应答的动力，而忽略了感染以外的抗原因素，无法解释在移植物排斥、肿瘤、自身免疫病中发生的许多免疫学事件。众多免疫学家对此苦苦思索，并力求找到更好的理论进行解释。其中，法国女科学家波莉·马青格（Polly Matzinger）在 1994 年免疫学年鉴（Annual Reviews of Immunology）上发表《耐受、危险及其延伸家族》（Tolerance，Danger，and the Extended Family）一文中提出的"危

险信号理论"脱颖而出，获得极大关注。其内涵在于：免疫系统不像是时刻巡逻入侵者的卫兵，更像是在休息室里等待警报信号的救火员。机体组织或细胞在处于危险境地时，如感染、应激、损伤、坏死等，能够释放危险信号物质（DAMP）来唤醒免疫系统，向机体发出"危险"和"预警"信

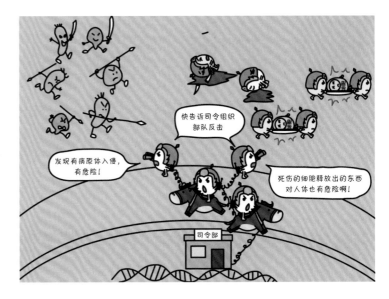

危险信号理论

号（alarm signals），让免疫系统知道哪里有问题，及时启动免疫应答。

对危险信号机制的研究，为许多慢性非感染疾病如关节炎、系统性红斑狼疮、动脉粥样硬化、肿瘤等疾病的防治提供了潜在药物靶标。危险信号理论也为免疫系统工作机制提供了新的解释，补充了免疫学中长期以来奉行的"自我和非我"理论，也提示我们要善于从免疫学本质的角度去思考免疫学现象背后的生物学规律和意义。

（海军军医大学　钱程）

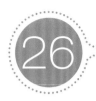

以身试药——树突状细胞发现者拉尔夫·斯坦曼

拉尔夫·斯坦曼（Ralph M. Steinman）1943年1月14日出生于加拿大魁北克省，在麦吉尔大学完成本科学习，后进入哈佛大学医学院深造，再到洛克菲勒大学工作，是著名的免疫学家和细胞生物学家。

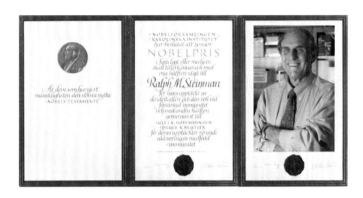

斯坦曼及其论文

20世纪60年代末，人们刚刚认识到免疫应答始于抗原提呈细胞对T细胞的激活，而当时学术界普遍认为吞噬细胞在此过程中起关键作用。1973年，斯坦曼在洛克菲勒大学从事博士后研究时发现，小鼠脾脏中存在一种具有树枝样突起的独特形态细胞可以有效提呈抗原，并将之命名为树突状细胞（dendritic cell,

DC）。然而，斯坦曼的发现一度不被学术界认可。面对质疑，他没有放弃，经过多年努力，成功分离纯化出 DC，并证明 DC 才是适应性免疫应答的有力启动者。因其本身曾是一名医生，因此一直致力于推进基础研究向临床应用的转化。在发现 DC 后，基于荷载抗原的 DC（DC 疫苗）能激活免疫系统，他和团队从 20 世纪 90 年代后期开始进行肿瘤治疗性 DC 疫苗研究。2007 年，拉尔夫·斯坦曼获得美国最具名望的生物医学奖拉斯克奖（也称诺贝尔奖的风向标）。然而不幸的是，同年他被诊断患有胰腺癌，当时医生预测他的生命只剩 6~8 个月。但他并没有放弃自己的研究，和同事们一起，将手术标本中获得的肿瘤抗原导入树突状细胞，制成 DC 疫苗，再将 DC 疫苗回输到自己体内，借助荷载肿瘤抗原 DC 直接激活 T 细胞来杀伤肿瘤细胞。

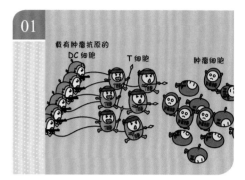

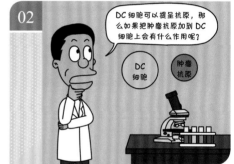

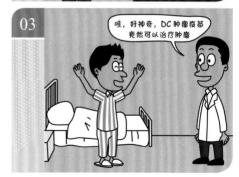

树突状细胞疫苗诱发抗肿瘤
免疫应答原理

其以身试药不仅延长了自身生存期，因其发现树突状细胞的杰出贡献，诺贝尔委员会还于 2011 年 10 月 3 日宣布其获诺贝尔奖，但遗憾的是斯坦曼因胰腺癌已在 3 天前的 9 月 30 日病逝。1974 年诺贝尔基金会规定诺贝尔奖不得推选在结果公布之前去世之人，但此次诺贝尔委员会仍维持授奖决定，拉尔夫·斯坦曼成为了该规定后唯一在逝世后仍获诺贝尔奖殊荣的学者。

（南京医科大学　周洪）

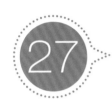

27 为什么免疫治疗是肿瘤治疗的新希望

肿瘤（tumor）是指发生在机体组织中的异常性增生肿块，是全世界三大致死疾病之一，严重危害人类的生命健康。肿瘤又可分为良性和恶性，恶性肿瘤通常也称作癌（carcinoma），例如胃癌、肺癌及乳腺癌等。肿瘤的发生发展与免疫监视功能密切相关，机体的免疫系统和肿瘤细胞之间的博弈，免疫守卫者 T 细胞以及 NK 细胞等则是免疫的主力军。然而，肿瘤细胞是机体内最狡猾的细胞，其会想尽办法逃脱免疫细胞监视，例如表达免疫抑制分子、减少肿瘤抗原表达等，使机体 T 细胞不能有效识别或杀伤，从而成长为肿瘤。

因此，人们根据肿瘤逃避机制，确定来自肿瘤的免疫抑制性信号分子，又称为免疫检查点。针对免疫检查点进行干预可以进行有效的抗肿瘤治疗，例如 T 细胞表面存在两个抑制分子 CTLA-4 和 PD-1，在正常情况下起到 T 细胞活化"刹车"作用，可以避免机体产生过度的免疫应答，误伤自身。而在机体发生肿瘤时，可用相应抗体封闭 PD-1 等分子，消除其免疫抑制作用，重新使 T 细胞获得杀伤肿瘤能力，相关抗体已经在临床治疗中应用，并取得非常好的治疗效果，"肿瘤免疫治疗"也因此成为 2013 年《Science》杂志评选的年度十大科学突破之首。其次，近年发展的 CAR-T 细胞治疗，更是通过人工基因修饰技术，促使肿瘤细胞直接活化 T 细胞杀肿瘤作用，具有更强大的免疫治疗作用。目前已上市的 CAR-T 虽然费用昂贵，但结果却令人非常兴奋，对于复发 / 难治急性淋巴细胞白血病（ALL）的儿科患者治愈率达 92%。

　　肿瘤免疫治疗由于其靶向性强、副作用小、治疗效果明显，显示出其具有的巨大潜力，正逐渐成为未来治疗肿瘤的新发展方向，被称为继手术、化疗、放疗之后的第四大肿瘤治疗技术，为难治肿瘤带来免疫治疗的曙光。

（吉林大学　闫东梅）

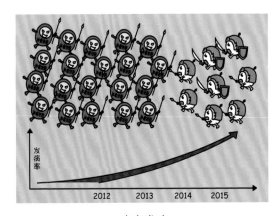

肿瘤发生

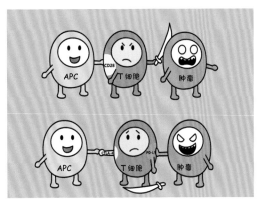

免疫检查点

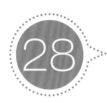

28 为什么称亨利·昆克尔为"临床免疫学之父"

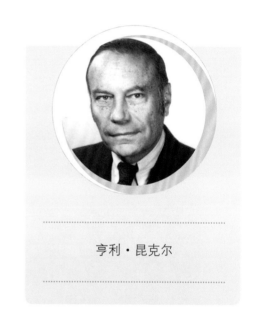

亨利·昆克尔

大隅良典（Yoshinori Ohsumi）"因其在细胞自噬机制方面的发现"获得了 2016 年诺贝尔生理学或医学奖，而他的导师杰拉尔德·埃德尔曼（Gerald Edelman）更了不起，43 岁时因解析了免疫球蛋白的结构而获得 1972 年的诺贝尔生理学和医学奖；那么埃德尔曼的领路人又是谁呢？他就是本文的主人公亨利·昆克尔（Henry George Kunkel）。昆克尔一生中不但培养出了诺贝尔奖获得者，还培养了四名美国科学院院士，造就了一大批国际知名学者，仅此一点来说昆克尔就是一位名副其实的杰出教育家。

但是，为什么昆克尔被后人尊称为"临床免疫学之父"呢？这当然与他对临床免疫学的贡献密切相关。昆克尔 1916 年 9 月 9 日出生在美国布鲁克林，父亲是一位著名植物学家，母亲是一位园艺家，良好的家庭环境造就了他善于探索和勇于开拓的精神。1938 年他从普林斯顿大学毕业后进入约翰霍普金斯大学医学院学习，1942 年获得博士学位。之后经过 2 年住院医生培训，他加入美国海军并参与了第二次世界大战，在此期间他第一次接触到了肝炎。这次经历是他人生中一个重大转折点，为他后续从事科学研究奠定了基础，他对免疫学的兴趣也是源于该阶段对肝炎的研究。难能可贵的是，临床医生出身的昆克尔在当时那个年代就提出要用科学研究来解决临床医学问题，如临床诊断和治疗。在这一理念的指导下，他在世界上首次从免疫学角度阐述了两种重要疾病，原发性胆汁性肝硬化和系统性红斑狼疮，从此打开了临床免疫学的大门。此外，他以多发性骨髓瘤为模型研究免疫系统，开创性认识到骨髓瘤蛋白的本质是免疫球蛋白，该发现对免疫球蛋白的结构解析至关重要。在此基础上，他的学生埃德尔曼解析了免疫球蛋白的结构，从而获得诺贝尔医学奖，也写进了医学免疫学教科书。为嘉奖他对临床免疫学的贡献，1975 年的拉斯克奖颁发给了昆克尔。

昆克尔的医学实践告诉我们，临床医学的进步离不开基础研究的支持，离不开学科间的交叉与交流。当前各学科的划分越来越细化，如何巧妙运用不同学科间的"对话"找到关键问题的突破，应该是医学未来发展的趋势。

（海军军医大学　刘秋燕）

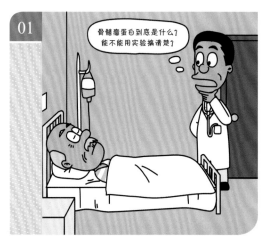
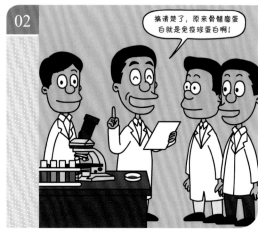
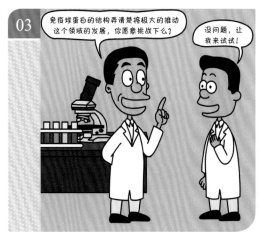
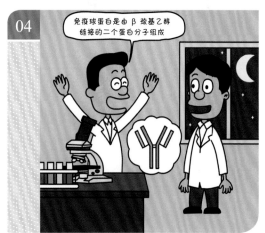

骨髓瘤蛋白的发现与解析

29 为什么移植免疫工作诞生出多位诺贝尔奖获得者

自古以来人类就梦想着人体器官能像机器零件一样，在发生病变、功能障碍或衰退时可以随意更换。为此医学前辈们进行了大胆探索，并取得了令人振奋的成果。

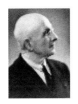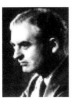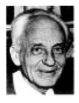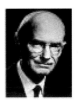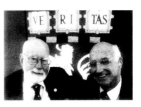

卡雷尔（血管吻合术）、梅达沃（免疫耐受）、贝纳塞拉夫、
多塞、斯奈尔、托马斯和穆雷

据中国古籍《列子》记载，我国著名的医学家扁鹊先生曾为鲁国的公扈和赵国的齐婴进行过心脏互换手术。有明确史料记录的国际上第一例移植手术，是1597 年欧洲外科医生 Tagliacozzi 用病人自体手臂皮肤成功修复了其损伤的鼻子，但之后用异体皮肤进行同样的修复却没能成功。随后，为了改变战场上因血管破裂受伤士兵的截肢命运，法国外科医生亚力克西·卡雷尔（Alexis Carrel）在猫和狗身上先后做过肢体、肾脏以及脾脏等实体器官的血管吻合，其建立的血管吻合

术，为以后的器官移植奠定了基础，卡雷尔也因此获 1912 年诺贝尔生理学或医学奖。随后英国动物学家梅达沃（Medawar）提出器官移植排斥本质是免疫应答，1953 年梅达沃和伯内特（Burnet）通过小鼠胚胎移植实验，又进一步提出获得性免疫耐受学说，二人共同获得 1960 年诺贝尔奖。

为了弄清楚引起器官移植排斥的原因，遗传学家建立了同系小鼠，并在不同品系小鼠间进行组织器官移植，最终发现引起移植排斥反应的主要组织相容性复

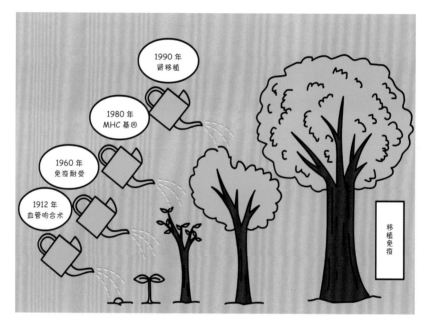

各诺奖获得者对移植免疫的贡献

合体（MHC），巴努·贝纳塞拉夫（Baruj Benacerraf）、乔治·D·斯奈尔（George D.Snell）和让·多塞（Jean Dausset）三位科学家因在 MHC 方面的贡献共同分享了 1980 年诺贝尔生理学或医学奖。为拓展器官移植的临床治疗应用，美国科学家约瑟夫·E·穆雷（Joseph E. Murray）于 1954 年第一个在同卵孪生子间进行了人体肾移植，并获得成功；1956 年美国科学家 E·唐纳·托马斯（E. Donnall Thomas）又成功进行了骨髓移植治疗白血病，穆雷和托马斯因此分享了 1990 年诺贝尔生理学或医学奖。

迄今为止，器官移植已在临床治疗中蓬勃发展，人体从组织到器官，除大脑因伦理问题，几乎都可以通过手术移植进行置换，器官移植拯救了成千上万的患者，此巨大成就要感谢那些为移植免疫研究做出贡献的诸多先驱们。

（吉林大学 杨巍）

人类怎样发现免疫系统能与益生菌和平共处 并共同维持机体免疫平衡

　　提起"细菌"，往往会认为其是人体的"敌人"，与疾病的传播密切相关。然而，人体的肠道、口腔、皮肤等黏膜系统定植着由多种细菌组成的微生态系统，与机体和谐相处，可以说这些细菌大部分是人类的朋友，即益生菌。

　　但人类对益生菌的认识却经历了漫长的历程。早在 19 世纪中叶，法国微生物学家路易斯·巴斯德（Louis Pasteur）就发现了乳酸菌。20 世纪初，诺贝尔奖获得者 Elie Metchnikoff 提出酸奶有益长寿的原因是其含有的乳酸菌可以抑制肠道中有害菌的繁殖。1953 年，Werner Kollath 第一次使用了"益生菌"这个名词，含义是"有益于生命"，常见的如嗜酸乳杆菌、双歧杆菌等。1965 年，Dubos 第一次获得了杆状或球状肠道微生物遍布大鼠胃黏膜的显微图像。1992 年，Bocci 首次提出肠道菌群是"被忽略的人体器官"，应将肠道微生物作为研究整体。至此，肠道菌群的研究才日益受到关注。现已知，肠道菌群可以帮助人体形成完善的肠道免疫系统及肠黏膜保护层，抑制致病菌在肠道中的繁殖。一旦肠道菌群发生紊乱，就会导致肠道疾病的发生，并与肿瘤、心脑血管疾病、免疫系统紊乱等的发生密切相关。2018 年初，肠道菌群的研究再次登上《科学》杂志封面，居然发现肠道微生物在肿瘤免疫治疗中还起着决定性的作用呢！

　　为什么作为抵抗外界病菌的免疫系统能与益生菌和平共处呢？其实这是人类长期进化的结果，形成了人体免疫与肠道菌群两大系统的相互作用。人类在与外界环境如食物的接触中，逐渐形成完整的菌群结构。益生菌通过长期与免疫细胞的接触，通过诱导具有免疫抑制功能的细胞形成等机制，使得免疫系统选择性地将益生菌视为朋友而不去攻击。因此，良好的菌群环境是免疫系统平衡以及人类健康的保障。

（海军军医大学　顾炎）

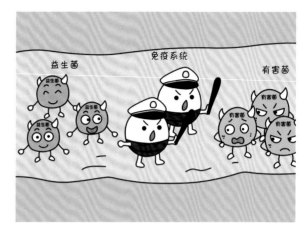

免疫系统与菌群

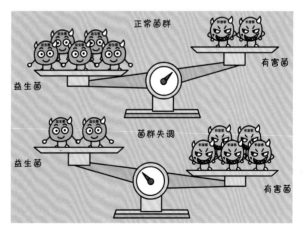

菌群微生态失调

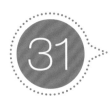

31 计划免疫接种——战争的副产物

我国儿童从出生开始即享受国家免费提供的计划免疫接种，用以预防多种传染病。计划接种在我国乃至世界很多其他国家的实施，极大地提高了人民的健康水平。这种能够提升群体健康水平的大规模人群免疫接种，居然和战争有着非常密切的关系。

早在 17 世纪英国军方发现了一个有趣的现象，随着人痘法在英国的普及，英军在战场中天花发病率与死亡率远低于其他国家，使得英军在多次战争中占有了明显的优势。后来在美国独立战争期间，美军发现己方部队因天花导致的战斗力损失远远超过英军。所以，乔治·华盛顿下令，全体美军强制进行人痘接种，取得了良好的预防效果，这是人类历史上第一次大规模人群"计划接种"。各国军队获得了英美军队的宝贵经验后竞相效仿，都在军队进行计划接种，从而大大降低了战场上各种恶性传染病的发生。到第二次世界大战时，仅美军注射的各疫苗就达到 19 种之多。这些疫苗成为士兵的保护神，有效抵御了传染病的袭击，避免了非战斗减员，极大提升了战斗力。现在多个国家进行战士的疫苗接种，已成为一个重要的战前准备。

大规模人群的计划接种在军事领域的巨大成功，最终促使许多国家开始采用其方法进行平民的预防接种。各国家选择确实有效的疫苗品种、指导免疫接种程序，对目标人群有计划地进行预防接种，以预防和控制特定传染病的发生和流行。1974 年 5 月第 27 届世界卫生大会通过决议，要求各成员国《发展和坚持免疫方法与流行病监督计划，防止天花、白喉、百日咳、破伤风、麻疹、脊髓灰质炎、结核病等传染病》，正式提出"扩大免疫规划（简称 EPI)"。大会还宣布，要采取多种措施以促使该计划的实现。这种在各个国家普遍实施的计划免疫接种也成为人类健康的保护神。中国于 1981 年正式参加全球 EPI，并在 40 年时间里取得了良好的效果。

（南方医科大学　吴砂）

附　　录

附录一　我国计划免疫发展简史

1. 卫生部发布《种痘暂行办法》（1950 年）、《接种卡介苗暂行办法》（1954年）、《卡介苗接种工作方案》（1957 年）。在广大城市对免疫对象按免疫程序进行四种疫苗（BCG、OPV、DPT、MV）的适时接种，在农村则主要开展冬春季的突击接种。

2. 卫生部发布《种痘办法》（1962 年）、《预防接种工作实施办法》（1963 年）。正式开展计划免疫。

3. 从 20 世纪 70 年代初开始在城乡逐步推广使用儿童预防接种卡片。卫生部下发《关于加强计划免疫的通知》（1978 年）。参与世界卫生组织（WHO）倡导的扩大免疫规划（EPI，计划免疫）活动。

4. 卫生部下发《扩大国家免疫规划实施方案》（2007 年），通过接种疫苗，预防乙型肝炎、结核病、脊髓灰质炎、百日咳、白喉、破伤风、麻疹、甲型肝炎、流行性脑脊髓膜炎、流行性乙型脑炎、风疹、流行性腮腺炎、流行性出血热、炭疽和钩端螺旋体病 15 种传染病，除流行性出血热、炭疽和钩端螺旋体病疫苗仅对高发地区人群接种外，其他均在全国人群进行免疫接种。

5. 2016 年原卫生部发布了《国家免疫规划疫苗儿童免疫程序表（2016 年版）》，对 2007 版的疫苗进行了更新，针对原有传染病防治，采取了更安全有效的方案。同时发布了针对 HIV 感染患儿的免疫方案。

附录二　国家免疫规划疫苗儿童免疫程序表（2016 年版）

疫苗种类		接种年（月）龄														
名称	缩写	出生时	1 月	2 月	3 月	4 月	5 月	6 月	8 月	9 月	18 月	2 岁	3 岁	4 岁	5 岁	6 岁
乙肝疫苗	HepB	1	2					3								
卡介苗	BCG	1														
脊灰灭活疫苗	IPV				1											
脊灰减毒活疫苗	OPV					1	2							3		
百白破疫苗	DTaP					1	2	3			4					
白破疫苗	DT															1
麻风疫苗	MR								1							
麻腮风疫苗	MMR										1					
乙脑减毒活疫苗或乙脑灭活疫苗[1]	JE-L								1			2				
	JE-I								1、2			3			4	

续表

疫苗种类		接种年（月）龄															
名称	缩写	出生时	1月	2月	3月	4月	5月	6月	8月	9月	18月	2岁	3岁	4岁	5岁	6岁
A群流脑多糖疫苗	MPSV-A							1		2						
A群C群流脑多糖疫苗	MPSV-AC												1			2
甲肝减毒活疫苗或甲肝灭活疫苗[2]	HepA-L										1					
甲肝减毒活疫苗或甲肝灭活疫苗[2]	HepA-I										1	2				

注：1. 选择乙脑减毒活疫苗接种时，采用两剂次接种程序。选择乙脑灭活疫苗接种时，采用四剂次接种程序；乙脑灭活疫苗第 1、2 剂间隔 7～10 天；

2. 选择甲肝减毒活疫苗接种时，采用一剂次接种程序。选择甲肝灭活疫苗接种时，采用两剂次接种程序。

图书在版编目（CIP）数据

人体健康与免疫科普丛书 . 历史篇 / 曹雪涛主编
. —北京：人民卫生出版社，2019

ISBN 978-7-117-28027-3

Ⅰ．①人… Ⅱ．①曹… Ⅲ．①免疫学 – 医学史 – 普及
读物 Ⅳ．①R392-091

中国版本图书馆 CIP 数据核字（2019）第 023159 号

| 人卫智网 | www.ipmph.com | 医学教育、学术、考试、健康，购书智慧智能综合服务平台 |
| 人卫官网 | www.pmph.com | 人卫官方资讯发布平台 |

版权所有，侵权必究！

人体健康与免疫科普丛书——历史篇

主　　编：曹雪涛
出版发行：人民卫生出版社（中继线 010-59780011）
地　　址：北京市朝阳区潘家园南里 19 号
邮　　编：100021
E - mail：pmph @ pmph.com
购书热线：010-59787592　010-59787584　010-65264830
印　　刷：北京顶佳世纪印刷有限公司
经　　销：新华书店
开　　本：889×1194　1/24　印张：4
字　　数：64 千字
版　　次：2019 年 2 月第 1 版　2019 年 2 月第 1 版第 1 次印刷
标准书号：ISBN 978-7-117-28027-3
定　　价：30.00 元
打击盗版举报电话：010-59787491　E-mail：WQ @ pmph.com
　　（凡属印装质量问题请与本社市场营销中心联系退换）